AF590612

Aperçus
de
Médecine sociale

PAR

L. LANDOUZY
Professeur a la Faculté de médecine de Paris

Extrait de la *Revue de Médecine*, n° de Novembre 1905.

PARIS
FÉLIX ALCAN, ÉDITEUR
108, BOULEVARD SAINT-GERMAIN, 108
1905

APERÇUS DE MÉDECINE SOCIALE[1]

CHAPITRE PREMIER

En dépit des réserves qu'on pourra faire sur le fond de la thèse présentée par le Dr V. Galippe, son livre[2] retiendra l'attention des médecins et des historiens autant que celle des moralistes et des sociologues : il est le merveilleux développement d'un chapitre de Pathologie Générale que l'auteur, il y a cinq ans, donnait à la *Revue de Médecine*, sur l'hérédité des anomalies des maxillaires et des dents[3].

Tant il est vrai que la constatation d'un fait, mince en apparence, peut amener le biologiste à s'attaquer aux problèmes les plus ardus, tel celui de la *Dégénérescence*; tant peut être utile à l'éclaircissement des difficiles questions de Pathologie Générale et de Sociologie, l'appoint de médecins qui savent mettre un esprit encyclopédique au service de leurs études spécialisées.

Comme le dit son érudit préfacier, M. Henri Bouchot : « Cet ouvrage, si prodigieusement documenté, est une révolution en histoire. C'est le début de toute une littérature dont nous pouvons dès aujourd'hui prévoir les conséquences. Les sciences historiques se traînent dans des redites, des publications d'archives, des aperçus philosophiques *a priori*, dont nous n'avons que faire. Il est temps de faire intervenir le facteur essentiel, l'homme tel qu'il est et tel qu'il fut. »

Cet ouvrage, dirons-nous à notre tour, est un chapitre de Pathologie Sociale puisque : abordant le problème de l'hérédité de dégénérescence par un côté net et particulier; étudiant dans les familles souveraines la transmission coutumière de tares ancestrales, le Dr Galippe nous amène à tirer nous-mêmes de conclusions touchant l'avenir de l'individu, de la famille et de la race. Quoi de plus social que pareilles études et pareilles conclusions?

La moralité du livre est que l'hygiène des mariages devrait être comprise autrement qu'elle ne l'est partout, les choses allant, en matière d'unions humaines, à l'inverse des pratiques adoptées par les éleveurs, comme

1. A propos de la *Dégénérescence*, et de la *Tuberculose*, maladies sociales.

2. *L'Hérédité des stigmates de dégénérescence et les familles souveraines*, par le Dr V. Galippe, de l'Académie de Médecine; préface de M. Henri Bouchot; avec 278 figures dans le texte. Paris, Masson et Cie, éditeurs, 1905.

3. *Revue de Médecine*, t. XXI, 1901, page 817 et suivantes.

nous le disions, il y a des années déjà, à propos de la transmission héréditaire possible de la **prédisposition** et de la **dystrophie** tuberculeuses [1].

Les unions animales ne se font-elles pas différemment des unions humaines depuis que les éleveurs se sont aperçu qu'une consanguinité prolongée aboutissait à la dégénérescence, dont témoigne la diminution de la taille et de l'ossature; tout comme les déformations squelettiques dénoncent une consanguinité outrée? Informés et avertis, les éleveurs n'ont plus aujourd'hui d'autres préoccupations que la pratique des sélections opportunément conduites, toutes choses méconnues des mariages aristocratiques, faits d'ordinaire : de questions d'alliance, de parenté même, de questions de castes, d'influence, de privilèges et de fortune, plutôt que de considérations de santé, de vigueur et de jeunesse des futurs conjoints?

Voilà comme la dégénérescence, entrée dans les familles, s'y développe, s'y fixe et s'y perpétue.

En médecine comme en zootechnie, la dégénérescence, on le sait, se définit un état anormal de l'être, qui, comparativement à ses générateurs, est, pour un quelque chose, amoindri dans sa résistance psychophysique; dégénérescence dont, chez l'homme, sont responsables les défauts d'une civilisation qui viole les lois de la nature, tout comme, chez les animaux, est responsable de la dégénérescence leur domestication.

Médecins et éleveurs reconnaissent la dégénérescence à des dispositions organiques et fonctionnelles, homologues ou analogues, transmises par les générateurs aux engendrés; d'où médecins et éleveurs considèrent comme *stigmate* de dégénérescence toute disposition, congénitale et permanente, détruisant l'harmonie biologique préétablie dans la race.

C'est assez faire comprendre, qu'à côté des manières de dégénérescence facilement aperçues dans l'habitus, dans la taille, dans la conformation de la tête et des membres, il en est d'autres qui, faites de déviations intellectuelles, affectives ou morales, sont de constat et d'appréciation plus difficiles. C'est pour cela que, tout à l'heure, cherchant à montrer, plutôt qu'à définir la dégénérescence dans l'amoindrissement de la résistance du dégénéré, nous prenions soin de noter les déviations psychiques en parallèle avec les déviations physiques.

La Clinique montre combien, souvent, les tares ancestrales d'ordre intellectuel (défaut de proportion, d'équilibre et d'harmonie dans les fonctions psychiques) sont associées aux dégénérescences physiques, sans que pourtant leur alliage s'impose, sans que pourtant les doses de dégénérescence physique et morale soient adéquates.

A telle enseigne que la dégénérescence peut porter si partiellement sur les sphères intellectuelles de l'individu, que celui-ci, aux yeux du commun, pourra passer pour n'avoir, par exemple, que le visage disgracié de la nature. N'empêche que, d'ordinaire — question de plus ou de moins, question de choses frustes ou éclatantes — tout dégénéré, tout *désharmonique* au physique l'est en quelque point au moral; le dégénéré même

1. Hérédité de graine et d'état diathésique. Tuberculose héréditaire typique et atypique; *Revue de Médecine*, année 1891, page 411.

supérieur (comme disent les psychiâtres) trahissant au psychique, par quelques fissures, sa dégénérescence, et cela alors que ses tares physiques sont si grosses qu'elles sautent aux yeux.

C'est en cela que l'étude des stigmates de dégénérescence, que l'étude de *tous* les stigmates, du mince au grossier, est intéressante. Quoique nous sachions nous tenir en garde contre les analogies et les généralisations; quoique, en Médecine plus encore qu'en Droit, les procès doivent toujours s'instruire dans le détail des espèces, nous sommes trop informé par les Maîtres qui sont l'honneur de la psychiâtrie française, par l'enseignement des Esquirol, des Morel, des Marcé, des Falret, des Lasègue, des Magnan, des Legrain et des Féré; nous sommes, disons-nous, trop bien informé pour savoir ne pas considérer la dégénérescence comme un bloc dans lequel, qualitativement et quantitativement parlant, s'associent sans s'unifier, s'identifier, ni s'équivaloir, les marques de déchéance.

C'est ce qui fait, pour ainsi parler, l'attrait des stigmates de dégénérescence, puisque, du corporel peut, en une certaine mesure, s'induire l'intellectuel. Il est entendu que si l'induction nous en dit peu ou prou sur l'étendue et la valeur de l'esprit du dégénéré, elle a toutes chances de nous renseigner — et n'est-ce pas là le point important, pour la diagnose comme pour la prognose? — sur la question de savoir comment ledit individu est en équilibre moral, et ce qu'est son harmonie intellectuelle?

Si, par des faits cliniques de dégénérescence, c'était ici le moment de montrer la continuité des liens qui rattachent le physique au moral, nous trouverions dans le livre du Dr Galippe, comme dans les études historiques de Jacoby, de Brachet et du Dr Cabanés, nombre d'exemples à l'appui de cette thèse intéressante pour les moralistes comme pour les éducateurs, à savoir, que les déviations organiques héréditaires n'allant guère sans quelques déviations psychiques, il est permis d'arguer de la constatation des premières pour craindre les secondes. C'est en cela, pour le dire en passant, qu'il nous apparait que les philosophes grecs avaient bien raison de mettre la beauté et la santé au rang des vertus.

Les exemples de déséquilibration, de dégénérescence, n'abondent pas seulement dans les familles souveraines étudiées par le Dr Galippe. On en pourrait citer maints autres empruntés à la biographie de certains dégénérés *supérieurs*, qui doivent à la prépondérance exagérée d'une ou de plusieurs de leurs facultés intellectuelles, d'avoir leur nom inscrit dans l'Histoire, tels Socrate, Pascal, Descartes. A ce propos, ne serait-il pas mieux de les appeler des *déshamoniques* plutôt que des dégénérés, ces hommes, qui, pour maladifs qu'ils fussent, trouvèrent moyen, par leur génie, de *régénérer* l'humanité?

N'est-ce pas le cas, par exemple, de l'auteur du *Discours de la Méthode*, dont M. Liard [1] disait « ses doctrines ont été, au XVIIe siècle, l'âme de toutes les sciences, et elles sont restées en partie l'âme des sciences contemporaines »?

N'est-ce pas le cas du génial philosophe dont se réclament chaque jour

1. *Descartes*, par Louis Liard. Chapitre I : la méthode. Germer Baillière, 1882.

les savants modernes[1]? Combien pourtant fut *désharmonique* Descartes si nous en jugeons par ses portraits, notamment par celui que trace M. Brunetière?

« Tout le monde a vu au Louvre, dans le tableau de Franz Hals, cette face maigre, au nez tors et aux cheveux bourrus, à la lèvre pendante, à la moue dédaigneuse, aux yeux inquiets et perçants du gentilhomme et de l'oiseau de nuit. Dans ce corps étrange habitait une âme au moins bizarre. Imaginez un homme génial et maniaque, composé d'Archimède et d'Argan, surveillant sa santé, vivant de régime, comptant ses grains de sel, faisant battre son omelette avec des œufs de dix jours, ni plus ni moins; un agité incapable de tenir en place, mystérieux d'allure, ayant la manie du déménagement, des voyages, des aventures et griffonnant ses livres au hasard des étapes; enfin un visionnaire et un halluciné qui eut son « démon » comme Socrate, et sa « nuit » comme Pascal, se croyait inspiré de Dieu et sentait, de ses yeux, jaillir des étincelles qui illuminaient les ténèbres. »

Voilà comme l'étude des portraits, aussi bien que des biographies complètes des gens ayant une histoire, peuvent servir à jeter de singulières lumières sur la question si passionnante des dégénérescences, celles-ci ne dussent-elles même n'être envisagées qu'aux seuls points de vue anatomique et tératologique.

On conçoit combien il importe, pour ne pas se fourvoyer dans un pareil sujet, de s'en prendre, parmi les stigmates de dégénérescence, à l'examen d'un fait particulier, facilement appréciable à la vue, comme tel laissant peu de place aux interprétations et aux conjectures qui font si ardue la tâche des historiens. C'est pourquoi le Dr Galippe se cantonne dans l'étude détaillée d'un seul stigmate de dégénérescence. Parmi les nombreuses déchéances dont sont affectées les familles souveraines chez qui nous conduit l'auteur, il instruit le procès d'une anomalie, sans pourtant omettre de noter, chemin faisant, d'autres tares que les tares faciales.

C'est le prognathisme inférieur qui fera les frais de l'enquête; c'est sa transmission à travers les âges, dans une famille souveraine, marquée de prognathisme au plus haut degré, avec un caractère de fixité presque constant, et qui l'imposera d'une façon quasi fatale aux autres familles souveraines alliées; c'est l'étude de cette anomalie tératologique qui forme l'armature de la thèse du Dr Galippe.

Le prognathisme inférieur ou « avancement de la mâchoire inférieure » peut être défini un fait tératologique en vertu duquel les rapports des deux maxillaires et des dents cessant d'être normaux, la mandibule est projetée en avant, laissant le maxillaire supérieur en arrière, et donnant ainsi à la physionomie un aspect rappelant la malformation des bouledogues. Cette mandibule avancée, qui se voit parmi les traits de l'Empereur Rodolphe Ier, tige de la maison d'Autriche, empereur d'Allemagne au XIIIe siècle, va, au travers de la série des portraits de souverains, se retrouver chez tous les Habs-

1. La Science moderne et son état actuel, par Émile Picard, de l'Institut. *Bibliothèque de Philosophie scientifique.*

bourg. La malformation organique se transmettra avec une telle uniformité, constituant pour ainsi dire un apanage de la famille, que le stigmate imprimera au visage des Habsbourg une originalité propre. Le prognathisme inférieur et le développement de la lèvre inférieure les *marqueront* tous.

L'enquête porte sur les familles souveraines, d'une part, parce que ce sont les seules dont on puisse suivre l'évolution avec sécurité pendant de longues suites d'années; d'autre part, parce que, plus que personne, les maisons royales ont connu l'accumulation des causes, qui, au travers des dynasties, ont multiplié et fixé les tares de dégénérescence. Parmi ces causes il en est qui, en quelque sorte, font partie du « casuel », comme aurait dit familièrement le roi Humbert, puisque c'est ainsi qu'il parlait, certain jour où, dans la campagne romaine, il échappait à une tentative d'assassinat.

C'est, qu'en dehors de la consanguinité, si souvent imposée par des considérations ambitieuses, et qui fixe les dégénérescences physiques, l'exercice du pouvoir (surtout l'exercice du pouvoir tel que l'ont connu les monarchies absolues) devient par lui-même une cause de dégénérescence. C'est là, appuyée sur de remarquables travaux de pathologie historique, l'opinion de Jacoby, qui trouve la cause de la dégénérescence dans l'affaiblissement de la volonté du MOI. Le prince, à qui tout est permis, pour qui tout est licite, qui a toujours raison, que personne ne contredit ni ne reprend, dont les moindres désirs sont obéis avant d'être exprimés, jouet de ses instincts, esclave de ses penchants, ne peut avoir qu'une personnalité, une mentalité, une moralité en dehors du commun. Pour parler encore comme Jacoby, l'homme chez qui le pouvoir affaiblit la volonté du moi est moins apte à résister à ses désirs, à ses instincts, aux suggestions; chez lui est renforcée l'action réflexe et rendue plus directe la transformation de la perception en mouvement, en acte; de même que, chez lui, est plus ou moins annulée l'activité des centres modérateurs.

Par quelque côté qu'on envisage les causes de la dégénérescence physique ou intellectuelle, léguée aux fils de rois (payant, d'ordinaire, par tant de misères leur couronne), on ne peut s'empêcher de reconnaître qu'il serait étonnant que les souverains, seuls, ne connussent pas les plis que font au cerveau comme au corps les héritages professionnels accumulés.

Qu'il y ait une mentalité princière, comme il y a « jeux de princes », la chose va de soi; l'Histoire se charge de justifier les interprétations de Jacoby. Combien de monarques, irresponsables de leur jugement faussé, ont, autrefois surtout, cru leur condition supérieure à celle de l'humanité; combien parmi eux, bien avant et bien après Don Carlos, n'ont-ils pas parlé comme le prince qui rêve à l'empire de Charlemagne[1] :

. . . . loin du faite où nous sommes,
Dans l'ombre, tout au fond de l'abime — les hommes.
— Les Hommes! c'est-à-dire une foule, une mer.

1. *Hernani*, acte IV, scène du tombeau.

I

C'est par la recherche, par la réunion, par la comparution des portraits de familles souveraines, chez qui fréquente le Dr Galippe, qu'il fait sa documentation toute d'iconographie. C'est dans les peintures des personnages appelés en témoignage, que l'auteur étudie le stigmate héréditaire, fournissant, par surcroît, à la pathologie historique des indications précieuses, puisque figures et biographies princières s'accordent à montrer, combien à un stigmate physique, souvent correspondent, ou d'autres stigmates physiques, ou des anomalies psychiques, ceux-ci et celles-là étant sous la dépendance des premiers.

C'est en cela qu'est original et fécond le travail du Dr Galippe qui, pour emprunter le langage de Renan : « ouvrant une nouvelle série d'aperçus historiques, crée une série de documents négligés jusqu'à lui, ou montre, dans ceux qui déjà étaient connus, ce qu'on n'avait pas su y voir ».

La première représentation authentique du *signalement* des Habsbourg d'Autriche se trouve au XVIe siècle, dans le portrait de Maximilien jeune et vieillard, qui prognathe, s'alliant à Marie de Bourgogne, fille du Téméraire, prognathe comme son mari, va par mariage renforcer dans sa descendance l'anomalie commune aux deux époux. La femme (la Bourguignonne) aura forte part dans les transmissions d'hoiries morbides, que nous retrouvons, sous forme de prognathisme et de grosses lèvres dans leur lignée, notamment chez Philippe le Beau, chez Marguerite d'Autriche, chez Charles-Quint, chez Éléonore reine de France, et chez Marie de Hongrie leurs descendants immédiats.

D'après cela, il semblerait que ce soit presque autant de France que d'Autriche que vienne la transmission du fameux stigmate de dégénérescence? Au demeurant, c'est l'opinion d'une intéressée, c'est l'opinion de la sœur de Charles-Quint, d'Éléonore d'Autriche, « n'ayant aucune chose de laid et à quoi reprendre, sinon sa grande bouche et advancée, à la mode d'Autriche qui ne vient ni ne sort pourtant pas de la Maison d'Autriche, mais de Bourgogne ». Ne lisons-nous pas dans les *Mémoires du seigneur de Brantôme* que : « une fois la Reyne Éléonor, passant par Dijon, visita de vénérables sépulcres de ses ayeuls, les ducs de Bourgogne, et fut curieuse de les faire ouvrir ainsi que plusieurs Roys ont fait des leurs. Elle y en vit aucuns si bien conservés et entiers qu'elle y reconnut plusieurs formes, et entre autres la bouche de leur visage. Sur quoy soudain elle s'écria : « Ha! je pensais que nous tinssions nos bouches de ceux d'Autriche : mais à ce que je voy nous les tenons de Marie de Bourgogne, nostre ayeule et austres ducs de Bourgogne, nos ayeuls. Si je voy jamais l'Empereur mon frère, je le luy dirai, encore le luy manderay-je. »

Les mariages consanguins vont, les accentuant, situer définitivement les tares venues d'Autriche et de Bourgogne, qu'on ne saurait voir plus caractérisés que dans le médaillon de Maximilien II, empereur d'Allemagne, et de sa femme Marie d'Autriche, fille de Charles-Quint, belle-sœur de la Reyne Éléonor, petite-fille de la Bourguignonne.

C'est, par l'alliance des Habsbourg et des Bourguignons, que les maisons de Savoie, d'Angleterre, d'Espagne, de Portugal, de Bavière, de Saxe, de Wurtemberg, de France, en somme toutes les familles souveraines, y compris celles qui ont régné sur le Brésil ou passé par le Mexique, auront même air de famille, le prognathisme inférieur n'étant, du reste, pas la seule marque de dégénérescence physique ou morale prophétisant dès le XVIIe siècle, la déchéance et l'impuissance de la race.

Au rebours du héros d'Hernani, s'adressant lui aussi aux portraits de ses aïeux, c'est l'évocation des tares de leurs ancêtres que les héritiers directs ou médiats des Habsbourg pourraient faire au travers de l'interminable galerie de peintures ouverte par le Dr Galippe. Rien n'est vivant, rien n'est parlant pour des médecins et des historiens comme cette iconographie. Habsbourg, Bourgogne, Valois, Espagne, Portugal, Savoie, Médicis, France avec Henri II, avec Henri IV, Gaston d'Orléans, Louis XIII, Louis XIV, le grand Dauphin, la grande Demoiselle, Louis XV, le Régent Louis XVI, Marie-Antoinette, Louis XVIII, Charles X, la comtesse d'Artois, Marie-Adélaïde de France, le comte d'Artois, la duchesse d'Angoulême, le duc de Berry, le duc de Lorraine, Louis-Philippe-Joseph-Égalité, Louise-Marie-Adélaïde de Bourbon-Penthièvre, etc., etc., empereurs, rois, archiduchesses, princes et princesses, laissent voir, que si, par le prognathisme inférieur et par les grosses lèvres, tous ne sont pas défigurés, tous sont plus ou moins marqués.

La transmission du stigmate de dégénérescence est de telle constance, qu'il suffira de l'introduction d'un des membres de la Maison d'Autriche dans une famille indemne de prognathisme, pour voir conférer la tare à la descendance : c'est le fait de la courte dynastie napoléonienne. L'Empereur, qui, non héritier de rois, sacré par le pape en personne, place lui-même sur sa tête la couronne de Charlemagne pour marquer ainsi qu'il la tient du droit de son épée, voulant faire souche impériale, appelle au trône de France une archiduchesse d'Autriche! Voilà que réapparaissent, dans la personne du roi de Rome, la structure du crâne et les aptitudes pathologiques des Habsbourg. Napoléon aurait eu, du reste, mauvaise grâce à s'en étonner, lui qui n'ignorait rien des tares originelles de la future impératrice, lui qui ne peut s'empêcher de s'écrier : « Voilà bien la lèvre autrichienne », alors que le général Lejeune lui rapporte de Vienne le portrait de Marie-Louise.

II

Entre les lignes de l'ouvrage du Dr Galippe, s'aperçoit le retentissement qu'aura sur les affaires publiques la déchéance des familles souveraines, comme se devine l'effondrement de plus d'une dynastie marquée par la dégénérescence. C'est en cela encore que les sociologues auront à faire état du livre; combien aussi les historiens. On n'imaginerait pas, de prime abord, combien pareilles études, aidant les chercheurs, pourraient servir à solutionner les problèmes d'histoire controversés : par exemple, la question de savoir par démonstration, si l'infortuné Louis XVII est bien mort peu de temps après sa sortie de prison; si les revendications royalistes des Naundorff sont fondées.

A cette demande, il semble que le Dr Galippe puisse répondre par la négative, faisant application d'un axiome qui nous est cher. C'est qu'en Médecine parfois, à l'axiome du Droit Romain : *pater est quem nuptiæ demonstrant*, force nous est de substituer la formule : *pater est quem morbi natorum demonstrant.*

En ce sens, l'enquête du Dr Galippe conclut à la non-légitimité des Naundorff, pour ce que le soi-disant fils de Louis XVI ne ressemble ni à son père ni à Marie-Antoinette, alors qu'il aurait dû, par quelques traits au moins, rappeler la physionomie des ascendants. Cela, en raison de la fixation des caractères de la physionomie paternelle et maternelle, d'hérédité constante; d'autant, que le prétendu fils de nos rois avait, par sa mère comme par son père prognathes, « de qui tenir » pour rappeler les Habsbourg. De fait, aucun des descendants des Naundorff, pas plus du côté des mâles que du côté des filles, ne ressemble, ni par le faciès, ni par la bouche, à Louis XVI, à Marie-Antoinette ou à Louis XVIII.

Même démonstration, celle-ci en sens contraire — si besoin s'en était fait sentir — aurait pu être fournie, par l'étude du stigmate de dégénérescence, à propos de Louis-Philippe roi des Français, que, un moment, on avait voulu faire passer pour être, par substitution d'enfants, le fils d'un geôlier italien. Son prognathisme inférieur le marque trop pour qu'il ne soit aisé d'établir, anatomiquement et sans réplique, sa filiation avec Louis-Philippe-Joseph-Égalité.

III

Dans cet ouvrage, qu'on lit avec l'intérêt soutenu d'un roman vécu, le Dr V. Galippe, par l'examen des portraits des membres issus de l'illustre famille des Habsbourg, comme par l'examen des portraits des maisons souveraines alliées à l'Autriche, démontre donc péremptoirement la fixation d'anomalies faciales, avec un caractère homotypique ou similaire presque constant, signes de dégénérescence, qui apparues authentiquement dès le XVIe siècle, se retrouvent, à quatre cents ans de distance, chez la plupart des princes régnant sur l'Autriche, l'Italie, l'Espagne, le Portugal, etc.

L'application qu'on peut faire de ces études, la moralité qu'elle comporte est que les familles souveraines, rompant avec leurs habitudes — si particulières aux Bourbons — ont à fuir les unions consanguines, dont parfois peinent les peuples, dont toujours sont victimes les enfants. Quelle lamentable histoire que celle de certaines familles princières (maisons de Savoie et de France notamment) sur lesquelles se sont abattues, avec la multimortalité de la progéniture, tant de misères morbides!

Ces unions, défectueuses au point de vue physique (les considérations de santé venant les dernières au contrat, quand elles y sont appelées), conduisent les familles à toutes les impuissances dont l'extinction est le dernier terme, comme le prouve l'Histoire.

Ce fait que *toutes* les aristocraties qui se tenant fermées n'ont pas le bon esprit d'ouvrir le cercle de leurs alliances, sont logées à la même enseigne ; ce fait rend plus évidente la thèse des déchéances héréditaires. De ceci, on trouve maintes confirmations ; une preuve entre autres s'en rencontre dans les remarques de M. Doubleday, écrivant en 1858, à propos de la noblesse anglaise, que les deux tiers des lords dataient d'un siècle seulement ; et que, sur 1527 titres de baronnets, créés depuis deux cents ans, il n'en restait au commencement du XIXe siècle que 635, dont 30 seulement remontant à 1611.

Ce sont pareilles constatations qui faisaient dire à Jacoby que la stérilité, les psychopathies, la mort prématurée et finalement l'extinction de la race, ne constituent pas seulement un avenir réservé spécialement et exclusivement aux dynasties souveraines. Pour lui, toutes les classes privilégiées, d'où que vienne le privilège, et quel que soit ce privilège, partagent le sort des familles régnantes, « quoique à un degré moindre, et qui est toujours en rapport *direct* avec la grandeur de leurs privilèges et la hauteur de leur position sociale ».

« C'est que les hommes paraissent avoir été organisés en vue de l'égalité. Toute distinction, en classes politiques, économiques ou intellectuelles, et toute sélection, qui est la conséquence logique de cette distinction, sont également funestes à l'humanité. La nature paraît vouloir se venger de la violation de ses lois et frappe cruellement les élus, les heureux, les châtiant dans leur quatrième et dans leur septième génération. Les lois de la nature sont immuables et malheur à qui les viole ; chaque privilège que l'homme s'accorde est un pas vers la dégénérescence, les phrénopathies, la mort de la race. En abaissant qui veut s'élever au-dessus du niveau commun de l'humanité ; en châtiant les orgueilleux et en se vengeant de l'excès de bonheur, la nature charge les privilégiés d'être eux-mêmes les bourreaux de leur race. Trop de bonheur offense et indigne les Dieux, pensaient les anciens, et l'étude médicale des conséquences de toute distinction intellectuelle et sociale, nous a conduit à la même conclusion : « *Humana imprudentia impares esse voluit quos Deus coæquaverat*. La folie humaine veut rendre inégaux ceux que Dieu avait fait égaux », dit le pape Clément IV.

Cette dégénérescence, cette extinction qui se marque (à un degré moindre que dans les maisons souveraines) dans toutes les familles privilégiées, c'est-à-dire fermées, ont leur raison d'être ailleurs que dans la consanguinité vraie : il suffit que les mariages s'y fassent pour des raisons ethniques, religieuses, — telles les unions entre israélites de mêmes clans, — économiques. « Dégénérescence, prédispositions morbides sont, comme l'explique Jacoby, le résultat immédiat et direct de la position exclusive des familles, en vertu de laquelle les familles se recherchent pour s'unir entre elles, choisissant les conjoints dans le même milieu social, élevés identiquement, ayant subi les mêmes influences, — influence de milieux morbigènes, — vivant de la même vie, coulés dans le même moule ; ce qui fait que l'élément névropathique, né sous l'influence de troubles fonctionnels de la vie intellectuelle et affective, se développe avec rapidité et arrive vite à sa plus haute puissance. Aussi voyons-nous les familles épuisées, en voie de dégénérescence, refleurir par suite d'une union en dehors de leur caste. »

Ces constatations montrent, comme nous le disions en commençant, à quelles préoccupations, du petit au grand, nous devrions obéir en contractant les unions, d'où dépendent l'avenir des familles et celui de la race.

A défaut de dispositions légales qui, dans l'état actuel, ne veulent rien connaître des mariages entre dégénérés et indignes, ne pourrait-on au moins, pour certains cas, introduire des atermoiements, multiplier les obstacles qui seraient, en matière d'intérêts sanitaires, ce que sont les sommations respectueuses vis-à-vis des volontés et des convenances paternelles?

A défaut de toutes dispositions légales, il appartient à l'éducation d'armer les jeunes générations contre tant et de si grandes misères évitables. L'hérédité pathologique, pour n'avoir pas de fatalité absolue, est de si grande fréquence qu'on ne saurait trop se prémunir contre elle. Si en matière de mariage comme en toutes autres choses, nul n'est censé ignorer la Loi, est-ce que nul ne devrait pas également être censé ignorer les lois naturelles? Chacun devrait être tenu de savoir : que les tares congénitales des parents ont bien des chances d'être transmises aux enfants; que ces tares ont droit à reviviscence, et cela de quelque avarie qu'elles soient nées.

C'est pour cela, qu'en France, s'accentue depuis quelques années un mouvement d'opinion, dont MM. Pinard, Fournier, Budin, Cazalis, Bertillon, Variot, Alb. Mathieu, Legendre et d'autres, M. Paul Strauss et nous-même avons été les initiateurs; mouvement qui veut que toutes choses de la puériculture, comme toutes choses regardant la santé des individus, des familles et des collectivités, soient enseignées à l'école comme au foyer domestique, la morale civile et religieuse y étant mise au service de l'Hygiène.

Nous demandons que la santé et la force soient enseignées, honorées et pratiquées comme des vertus, puisque vigueur morale et vigueur physique sont au premier rang de nos devoirs familiaux et sociaux. Ne sont-ce pas des vertus sociales, dans le vrai sens du mot, la santé et la vigueur, puisque la faiblesse ou la déchéance de l'un quelconque des membres d'une famille, comme les manquements à l'hygiène maritale et uxorale, menacent de faire tort, à la communauté, aux enfants, au pays tout entier? C'est dans ce sens compréhensif et de haute moralité que doit se faire l'enseignement domestique. Ne serait-il pas aussi étrange qu'impolitique de ne pas préparer, par une éducation intégrale, opportunément donnée, les jeunes hommes et leurs futures compagnes à leur destinée, celle d'être en mesure de réaliser le bonheur moral et matériel des nouvelles générations?

C'est sur réflexions pareilles que finit le Dr Galippe, quand, pensant à l'Hygiène du Mariage et aux difficultés d'éducation spéciale que comportent semblables matières, il écrit : « Cette éducation des masses, en vue d'une procréation d'individus meilleurs, en dépit des préjugés entretenus par une fausse pudeur, par une sentimentalité excessive, par des idées religieuses trop étroites, tendant à faire de l'humanité, au point de vue physiologique, une classe exceptionnelle et à la soustraire aux règles éternelles qui régissent les êtres vivants, sera-t-elle possible? Nous le croyons fermement, et nous comptons sur le temps pour venir à bout de tous les obstacles s'opposant, aujourd'hui, à la vulgarisation de cette haute morale, en vertu de laquelle l'avenir de la famille, celui de la race devra primer toute autre considération. »

IV

Après l'analyse que nous donnons de *l'Hérédité des stigmates de dégénérescence dans les familles souveraines*; après les emprunts que nous lui faisons; après le rapide exposé de tant et de si graves questions que soulève sa méditation, le lecteur ne s'étonnera plus que nous y trouvions l'occasion et la matière d'aperçus de Médecine Sociale.

Pareille enquête à celle menée par le Dr Galippe, portant sur un fait tératologique suivi à travers les destinées de tant de familles souveraines, n'a-t-elle pas l'ampleur, et pour parler en biologiste, n'a-t-elle pas la saveur d'une étude expérimentale? Encore, pour parler en économiste, pareille information n'est-elle pas le moyen dont puisse user la Politique si elle veut, elle aussi, procéder à la manière des sciences expérimentales? Enfin, pour parler en médecin, la visite d'un tel musée, où sont rassemblés près de trois cents portraits princiers, n'équivaut-elle pas à la meilleure des leçons de polyclinique? Les maisons souveraines, par leurs unions sélectionnées à contre-sens, ne se sont-elles pas, toute révérence gardée, prêtées à démontrer combien les individus et leur lignée se compromettent à méconnaitre les lois immuables de la procréation?

N'est-ce pas, inconscientes ou indifférentes, que les familles souveraines voyaient à leur foyer s'asseoir autant de misères que de disgrâces? Loin d'écouter les enseignements de la Nature et les leçons de l'expérience, les « grands de la terre » se mettaient au-dessus des lois civiles et religieuses qui, dès les premiers âges de la civilisation, prenaient souci du mariage. Est-ce que, à chaque instant, lors des fiançailles princières, nous ne voyons pas enregistrer des bulles, des édits, des dispenses, relevant les futurs conjoints des obligations strictement imposées au commun des mortels?

Cette violation des lois, tant naturelles que civiles et religieuses, se continue encore de nos jours, apportant, avec ses mêmes inconséquences, ses mêmes déchéances. Cela est si vrai, qu'il y a quelques années seulement, nous avons vu Léon XIII signifier aux maisons régnantes d'Europe, qu'il n'accorderait plus de dispenses autorisant les mariages entre parents. Le pape, préoccupé de voir se faire nombreux les mariages consanguins dans les maisons royales, conseillait aux souverains de laisser leurs enfants épouser des princes qui ne fussent pas de sang royal, afin, justement, d'éviter la dégénérescence intellectuelle et physique résultant de ces unions...

Combien n'avons-nous donc pas raison en disant, et ce qui est mieux en prouvant, que c'est principalement à des aperçus de Médecine Sociale que devait nous induire l'étude de la *dégénérescence!*

Par quelques côtés qu'on l'analyse et où qu'on l'envisage, — aristocraties dynastiques, castes, aristocraties de fortune ou d'intérêts religieux, etc., — la dégénérescence n'apparaît-elle pas faite d'étiologie et de pathogénie sociales et cela, au même titre que d'autres états morbides qui, aussi et à leur manière, la pandémie tuberculeuse [1] par exemple, sont (contagion sous entendue) fonction des conditions économiques des individus? La dégénérescence n'est-elle pas fille des manquements faits à l'Hygiène, qui socialement parlant, règle les *devoirs naturels* de la personne et de la famille, alors que toutes deux sont envisagées dans leurs rapports avec les milieux constitutifs de la société?

Ce qui prouve qu'il s'agit là vraiment de choses de Pathologie sociale, c'est que, nécessitant un traitement particulier, les choses de Pathologie sociale, réclament, comme corollaire, une Thérapeutique particulière, *sociale*, ayant fort peu à attendre de la médecine ordinaire, de celle que nous disons curative et qui s'adresse à la généralité de nos malades.

Au reste, conçoit-on la *dégénérescence* aux prises avec la Pharmaceutique ou la Physicothérapie, celles-ci n'apportant guère leurs services d'atténuation et de soulagement qu'aux enfants des dégénérés, alors que Pharmaceutique et Physicothérapie, intervenant à la période de croissance et de développement des enfants, peuvent encore s'attaquer à certains des processus de déchéance? N'est-ce pas vraiment à la thérapeutique préventive d'intervenir? Comme si, à tout prendre, nous pouvions concevoir la prophylaxie de la dégénérescence autrement que par la mise en échec de ses causes préparantes et efficientes? Pour évidente qu'éclate cette vérité, il nous semble utile d'insister, par ces temps de civilisation outrancière, où la neurasthénie (cette autre menue monnaie de la dégénérescence), se faisant partout envahissante, est, avec la tuberculose, le mal qui abâtardit et épuise le plus la vieille Europe.

C'est pourquoi, chaque jour, apparait plus grande la place à faire à la Thérapeutique sociale, si nous voulons utilement travailler à la diminution, comme efficacement préparer l'extinction des deux fléaux que spécialement nous visons ici, parmi les fléaux évitables.

1. Voir, du Dr Romme, le remarquable Rapport fait à la IVe section du Congrès de la tuberculose : Les conditions économiques dans l'Étiologie sociale de la tuberculose; in *Revue de Médecine*, 10 octobre 1905.

CHAPITRE II

C'est, dans ce sens[1] que, depuis des années, enseignant la défense antituberculeuse, nous prenons soin toujours de proclamer que cette défense comporte l'étude de deux questions distinctes, encore qu'elles soient connexes.

Première question : *traitement et soulagement des tuberculeux*; c'est l'*œuvre médicale* d'hier et de toujours, œuvre humanitaire puisqu'ils sont légion ceux qui meurent ou souffrent de tuberculose; œuvre médicale qu'il appartient à la prophylaxie militante de faire moindre pour nos arrière-neveux.

Deuxième question : *prévention de la tuberculose*; c'est l'*œuvre sociale* d'aujourd'hui et de demain; œuvre géante, pour laquelle sont requises toutes les bonnes volontés, le nombre des ouvriers ne pouvant être jamais trop grand, ni leur énergie trop constante pour venir à bout de l'entreprise. C'est depuis que les progrès de la médecine ont permis aux praticiens : d'abord d'apercevoir, de reconnaître et de dénoncer toutes les causes des maladies; ensuite, de montrer la part à faire aux causes préparantes, prédisposantes et occasionnelles (lesquelles le plus souvent sont fonction des conditions économiques), c'est depuis lors, que la thérapeutique des pandémies nous est clairement apparue sociale. C'est depuis qu'on s'est décidé à accorder aux manœuvres préventives la préséance sur les méthodes curatives, d'autant que les succès obtenus par la prévention continuent à toujours se montrer moins aléatoires et moins onéreux que les résultats procurés par les médications. Remonter le cours des dégénérescences; guérir une pandémie de peste ou de phtisie est « œuvre divine », auraient pensé les Anciens; prévenir vaut mieux que guérir, pensent les Modernes.

C'est précisément parce qu'il s'agit de médecine et de thérapeutique sociales, usant de moyens non empruntés à nos pharmacopées, que bien d'autres professionnels que les médecins se voient aujourd'hui investis de certaines parts de magistratures de santé. On reconnaît qu'il est indispensable, qu'en une manière de congrès permanent de thérapeutique sociale, pour s'éclairer et s'entr'aider, soient groupés tous ceux qui, socialement parlant, servent en chacun de ses éléments si complexes, la cause de la santé publique. Comme si la *politique sanitaire*, pour instruire et régler les

1. Voir notamment : Conférence sur la tuberculose, maladie de misère; Lille, 1901. — La tuberculose, maladie sociale : *conférence faite à la Sorbonne*, 1903, sous le patronage de la Société des Amis de l'Université.

affaires de la métropole, n'avait pas besoin de compétences encore plus nombreuses, diverses et spécialisées que celles qui, si opportunément, veillent aux frontières?

Les meilleurs esprits pensent que les temps sont venus où, pour l'étude comme pour la pratique des questions de médecine sociale, il est nécessaire qu'en un solide faisceau, les efforts des hygiénistes, des économistes, des philanthropes, des législateurs, des moralistes, des éducateurs, des ingénieurs sanitaires, des édiles, des mutualistes, des prévoyants, des actuaires, des ligueurs antialcooliques, antituberculeux, antivénériens se fondent avec les efforts des médecins.

En pourrait-il être autrement, puisque nous savons le traitement des maladies évitables relever de la sociologie, autant que la cure des malades relever directement de la thérapeutique proprement dite? En pourrait-il être autrement puisque nous voyons les pandémies dominées par l'infinie diversité de leurs causes occasionnelles? En saurait-il être autrement puisque les ressources dont dispose la médecine sociale, comme les remèdes dont est pourvu son arsenal, celles-là aussi bien que ceux-ci seront tous moyens capables de modifier et de régler les conditions dont est faite la prospérité ou la misère des individus et des collectivités?

Aussi la thérapeutique sociale n'a-t-elle jamais été plus à l'ordre du jour, et cela chez tous les peuples; pour s'appeler dans certains pays *gouvernementale* ou *publique*, cette therapeutique n'en reste pas moins la même, faite toute de préoccupations, d'indications, de procédés et de moyens spéciaux.

N'était-ce pas déjà en vue de fournir à la thérapeutique sociale toute une série d'informations que sous la présidence de M. Jules Siegfried, était (23 décembre 1899) instituée par M. Waldeck Rousseau une commission extra-parlementaire à l'effet de « rechercher les moyens pratiques de combattre la tuberculose [1] »?

C'est également en vue d'apporter des remèdes sociaux à un autre mal terrible, au mal de *dépopulation*, que en janvier 1902, sous la présidence de M. Magnin, travaillait la grande commission extra-parlementaire de la dépopulation [2], après s'être divisée en deux sous-commissions : Natalité, Mortalité, avec MM. Bernard et Lannelongue comme présidents. Semblables visées de thérapeutique sociale réunissaient encore à Bruxelles, sous la présidence de M. Lejeune, ministre d'État, deux conférences pour l'étude de la prophylaxie des pandémies vénériennes; on se souvient combien, à la faveur de discussions avivées surtout par un groupe de médecins français, s'y trouva renforcé le mouvement d'opinion abolitionniste. On n'ignore pas non plus que c'est en vue de parfaire les études poursuivies à Bruxelles, que M. Combes, en 1902, instituait au Ministère de l'intérieur *la Commission extra-parlementaire du régime des mœurs*, sous la présidence de M. Dislère,

1. Rapports spéciaux; conclusions votées par la Commission; rapport général par le professeur P. Brouardel; publiés en un volume, 1900, chez Masson et Cie.

2. Commission nommée à la suite d'une résolution votée au Sénat, séance du 22 nov. 1901; résolution présentée par MM. Piot, Bernard et 133 de leurs collègues.

sous la vice-présidence de MM. Bérenger et Cruppi. En dépit que les séances de cette commission furent laborieuses, nous pûmes aboutir à formuler toute une série de propositions qui aideront le gouvernement à organiser *légalement, sous le régime du droit commun*, la prophylaxie de la syphilis et des maladies vénériennes.

N'est-ce pas également de thérapeutique sociale dont il est le plus question dans la *Commission permanente de préservation contre la tuberculose*, qui depuis 1902 siège au ministère de l'Intérieur sous la présidence effective de M. Léon Bourgeois? N'est-ce pas à solutionner une des questions primordiales de prophylaxie anti-tuberculeuse que travaillait hier cette commission par le vœu qu'elle émettait touchant l'isolement des tuberculeux dans les hôpitaux de Paris?

I

N'est-ce pas de thérapeutique sociale qu'il a été le plus parlé, dans chacune des quatre sections, et cela dans toutes les langues, hier, au Grand Palais, alors que s'y tenaient les assises du Congrès international de la tuberculose?

A commencer par la Ire section, présidée par le professeur Bouchard, n'a-t-elle pas fait de la thérapeutique sociale : en votant qu'on créât des laboratoires outillés en vue de la cure des tuberculoses cutanées, *à destination des lupiques qui restent sans traitement dans un grand nombre de campagnes;* en votant encore *l'inspection sanitaire des vacheries*; *la surveillance du lait, afin que sa consommation ne soit pas cause de tuberculose des voies digestives?*

La IIe section, présidée par le professeur Lannelongue, n'a-t-elle pas eu les plus louables préoccupations de thérapeutique sociale en votant que l'Assistance publique *crée des hôpitaux extra-urbains à destination des adultes affectés de tuberculose chirurgicale?*

Les Ire et IIe sections réunies n'avaient-elles pas mêmes visées de prévention sociale quand elles votaient l'urgence de *mesures administratives* à prendre contre *la propagation possible de la tuberculose bovine à notre espèce?*

De la thérapeutique sociale, il s'en est fait encore et de l'excellente à la IIIe section. Sous l'égide du professeur Grancher, il s'en est fait de bien des manières, et parmi ces manières, il est apparu qu'une, assurément des meilleures, était *l'Œuvre de la préservation de l'enfance contre la tuberculose*, conçue, fondée, dotée et présidée par le professeur Grancher. Si jamais indications et pratiques relevèrent de la thérapeutique sociale, ce sont bien les manières de juger et de procéder du maître. Elles consistent, dans le cas particulier, à enlever l'enfant sain à la famille tuberculeuse, et à le placer à la campagne chez de bonnes gens d'une santé physique, d'une moralité et d'une propreté éprouvées.

De thérapeutique sociale encore, il n'était guère question que de cela à la IVe section, dont nous partagions la présidence avec M. Paul Strauss, sénateur, notre programme comportant l'étude de toutes questions afférentes : *1° à la préservation et à l'assistance de l'adulte*; *2° à l'hygiène sociale.*

Dans cette IVe section, à deux compartiments — pour parler le langage de M. Paul Strauss [1], — et à double présidence, dont « nous avions abattu les cloisons, qui auraient marqué nos frontières respectives, pour mieux affirmer l'étroite communauté d'efforts, la profonde unité de pensée et d'action des deux fractions réunies dans une seule enceinte. Cela parce qu'il est indispensable de rapprocher les médecins et les ingénieurs, le. thérapeutes et les hygiénistes, les hommes de science et les administrateurs, les philanthropes et les sociologues, les théoriciens et les praticiens, pour que, se pénétrant de plus en plus, ils prennent l'habitude de coopérer au développement de l'hygiène sociale, dont les perspectives s'agrandissent chaque jour aux regards des citoyens et des gouvernements. D'autant que, si ce sont vérités éclatantes pour les initiateurs et les militants, il s'en faut que le public aperçoive, toujours et partout, avec une netteté suffisante, le lien qui rattache les divers collaborateurs de la résistance aux maux populaires, contre lesquels il convient d'instituer une défense collective, *une thérapeutique sociale*, infiniment complexe assurément, mais en grande partie fondée sur la protection des faibles et l'extinction du paupérisme ».

Voilà comme, au bureau de la IVe section, on voyait MM. Casimir-Périer, Léon Bourgeois, Cheysson, Millerand, J.-J. Peyrot; MM. Mabilleau et Fuster, du Musée social; Romme, Weill-Mantou, M. Charles-H. Garland, M. Bielefeldt, conseiller privé d'État, M. Béco, secrétaire général du ministère belge, M. H. Monod, M. Lachaud, MM. Leune, Bang, Keith Joung, Maximilien Sternberg, Newsholme, Mme J. Thibault, inspectrice des Ecoles, Mlle Chaptal; les professeurs Calmette, Brouardel, Dunbar, Broadbent, Chantemesse, Espina y Capo, Fränkel, Leyden, de Lancastre, Fournier, Bang, Pannwitz, Courmont, de Vaucleroy, Spillmann, Heurot; le Dr A. J. Martin, MM. Juillerat, Bonnier, le Dr Santo Liquido, les Médecins Inspecteurs de nos services de santé de l'armée, de la flotte, des colonies; le Dr Bertillon, M. Paulet, directeur de l'Assurance et de la Prévoyance au ministère du Commerce; M. Jean Hébrard, Bluzet, etc. Voilà comme se mêlaient aux discussions, les docteurs Gaston, Armaingaud, Lancereaux, A. Robin, Barth, Küss, Guinard, Lalesque, Dewez, Vidal, Schmid, Gebhard, Sersiron, Savoire, Renon, Courtois-Suffit, Laubry, Festal, Héricourt, etc., « tous réunis par la même généreuse préoccupation sur le terrain élargi de la médecine préventive, apportant leur contribution à l'œuvre de science et de solidarité que devient de plus en plus la lutte sociale contre la tuberculose [2] ».

Les rapports, les discussions, les vœux en lesquels se résument les travaux de cette IVe section peuvent être donnés en exemple concret de ce que sont, au temps présent, les indications (pour parler la langue médicale) saisies et remplies presque en tous pays, par la thérapeutique sociale en matière de tuberculose, type de maladie sociale.

C'est qu'en effet, ces vœux de la IVe section sont de première importance, tant par leur nombre que par les intérêts dont il s'agit de confier

1. Ouverture des travaux de la IVe section : séance du mardi matin 3 octobre.
2. M. Paul Strauss.

la défense à la Loi, à l'Administration, à des Œuvres, à des Sociétés, à des Ligues d'utilité publique ou d'initiative privée. Ces vœux, qu'il faudrait rappeler tous, visent particulièrement : la salubrité du logis, assurée par des constructions économiques, par des réserves d'air (jardins ouvriers, parcs, espaces libres), par le droit et les moyens d'assurer la désinfection, par le carnet sanitaire des maisons, par le droit et les moyens donnés à l'autorité publique d'exproprier tout immeuble dangereux pour la santé des habitants; la déclaration de la tuberculose; l'éducation hygiénique générale, antituberculeuse et antialcoolique partout répandue; l'enseignement ménager quasi obligatoire: l'organisation des préventoriums, des aériums, des dispensaires et des sanatoriums en vue de leur quadruple rôle : d'éducation hygiénique, d'information sanitaire, d'assistance et de cure ; l'orientation de l'Assistance publique vers plus de prévention et d'hygiène; l'orientation des Mutualités et des Sociétés de secours vers des applications plus rationnelles de prévention; la prophylaxie de la tuberculose dans l'armée de terre et de mer, dans la marine marchande; dans toutes les collectivités, etc., etc.

II

Tous ces vœux présentés dans la séance plénière de clôture sont d'importance telle que, à notre sens, il suffirait presque de les grouper et de les réunir demain pour les voir former les éléments fondamentaux d'un Code de Droit sanitaire, administratif et pénal. Ce code, qui existe déjà virtuellement dans divers pays, tous les peuples ne tarderont pas à l'avoir. Particulariste et national d'abord, pour s'adapter dans le détail de ses applications au génie, aux besoins et aux coutumes de chacun, ce code de santé — autre nouveau Droit des Gens — nos neveux le connaitront international, la prévention contre les maladies représentant l'un de ces intérêts *humains*, pour lesquels les frontières ne sauraient plus former de cloisons étanches. Il faut que l'hygiène pénètre les nations tout comme se fait chez les nations si facile la pénétration des pandémies. Nous n'apprendrons rien à personne, en disant : qu'étant donné l'intensité des voyages faits en trains internationaux, en wagons-lits, en paquebots transatlantiques; qu'étant donné la foule des baigneurs et des excursionnistes qui, printemps, été, hiver, passent par les hôtels-caravansérails de l'Europe, la sécurité en matière de tuberculose devient une question internationale, au même titre que la défense contre d'autres épidémies.

Si l'internationalisme doit, en quelque occurence, avoir du bon, il nous apparait que c'est d'abord en matière de garanties sanitaires : aussi n'avons-nous qu'à gagner, à échanger avec tous nos voisins impressions, doctrines, méthodes, travaux et règlements sur toutes les questions afférentes à la tuberculose, puisqu'elle est de tous les pays et de toutes les latitudes. C'est en vue d'efforts coordonnés pour lutter contre la maladie sociale que fut précisément fondé le *Bureau central international de Berlin*; c'est pour cela que ses membres se sont, ces années dernières, réunis en conférence à

Berlin, à Copenhague, à Paris, et que notre prochaine session se tiendra soit à La Haye, soit à Amsterdam.

A propos de cette politique sanitaire dont les peuples, comme les gouvernements, saisissent aujourd'hui l'intérêt, on n'a pas manqué de faire remarquer de combien de crédits, de combien d'emprunts, de quels budgets allaient avoir besoin administrations, municipalités, départements et états, pour faire face à toutes les dépenses nécessaires! On s'effraie, on se récrie à la seule pensée des sommes qu'il faudra, demain chez nous, savoir dépenser pour, à côté du milliard des budgets de la guerre, de la marine et des colonies, établir un budget de la santé publique, sauvegardant à l'intérieur l'intégrité de la population, comme vers la frontière, on travaille, avec le budget militaire, à sauvegarder l'intégrité du territoire! On ne réfléchit pas que, si partout on prépare la guerre en vue de garder la paix, on ne saurait non plus se défendre contre les pandémies qu'à la condition d'organiser partout la santé.

Que si les économistes se mettaient à supputer ce que chez nous, annuellement, coûtent à la communauté : d'une part la disparition du capital-argent représenté par les cent mille tuberculeux prématurément disparus; d'autre part, le non-rapport du capital immobilisé par plus de huit cent mille malades tuberculeux; encore, les frais de maladie, d'opérations, d'invalidité, de médicaments supportés par les familles, les communes, l'assistance publique ou privée; que si les économistes se mettent à faire de pareils calculs, nul doute qu'ils n'arrivent à nous donner un compte montant annuellement à des centaines de millions!

Il n'est, croyons-nous, plus ruineuses économies que celles que l'on voudrait faire au budget de la santé et de l'hygiène publiques : maints exemples en pourraient être cités. La meilleure preuve à donner se trouve assurément dans ce qui s'est passé en Angleterre, où la mortalité par tuberculose s'est abaissée plus qu'en aucun autre pays d'Europe. C'est aussi que, disposant d'un budget sanitaire formidable, l'Angleterre dépensait en quinze ans, trois milliards dont une grande partie était employée à la destruction de quartiers et de logements insalubles, en même temps qu'aux mesures de désinfection.

III

C'est à la connaissance, à l'étude comparée de tous les moyens sociaux et médicaux mis au service de prévention de la maladie, comme du traitement des malades, que servent principalement les Congrès [1] et les Conférences de la tuberculose. Ce sont des assises où se préparent jugements et arrêts que nul parmi les individus, les peuples ou les gouvernements n'est plus censé ignorer. S'il en est ainsi, on nous accordera que jamais,

1. L'historique des Congrès de la Tuberculose, comme la constitution et le programme du Congrès international de Paris, ont été magistralement exposés dans leurs discours, par MM. Hérard et M. Letulle, président et secrétaire général : séance solennelle d'ouverture : lundi 2 octobre.

peut-être, on n'a travaillé pour la thérapeutique sociale autant qu'au Congrès international[1] de la tuberculose de Paris. Jamais surtout occasion ne fut aussi profitable aux *leçons de choses* que vinrent prendre au Grand Palais cent mille visiteurs de toutes classes, de toutes conditions et de tous âges. Grâce aux conférences, faites[2] au travers du Musée, tout un peuple averti

1. Par MM. Barth, Brouardel, Cheysson, Claisse, Grancher, Guinard, Juillerat, L. Landouzy, Marcel Labbé, M. Letulle, Renon, A. Robin, Savoire, Léon Petit, Triboulet, Paul Strauss, Weill-Mantou.

2. Musée, exposition de la tuberculose, conférences, promenades parlées, tous les jours, publics, du 2 au 29 octobre, *Grand Palais des Beaux-Arts*.

A propos du succès éducateur obtenu par l'Exposition de la Tuberculose nous ne cesserons de réclamer pour qu'un musée permanent de la Santé soit installé à Paris, afin que le grand public ait constamment à sa portée pareilles leçons de choses d'Hygiène morale et physique.

On n'imagine pas combien de notions, mal entendues, mal comprises, mal retenues aux meilleures conférences ou aux meilleures sources livresques, sont au contraire saisies et gardées par l'œil.

Le musée que nous rêvons, pour se trouver tout naturellement et principalement composé des éléments d'information si nombreux et si parlants rassemblés hier au Grand Palais, aurait bien d'autres leçons encore à donner au populaire que des leçons antituberculeuses. Il lui dirait comment se conquiert et se garde la salubrité de l'existence, menacée par bien d'autres ennemis que les bacilles de Koch. Sans compter que le public mis en présence des mille et une applications de la science aux choses de la santé ne saurait trouver meilleure occasion de s'éveiller aux curiosités scientifiques.

Voyant, par exemple, ce qui se fait en France comme en Belgique contre l'ankylostomasie; en Égypte, en Algérie, en Italie contre le paludisme; en Amérique contre la fièvre jaune; en tous pays contre la diphtérie et la mortalité infantile; en tous pays contre le charbon, contre la rage; voyant ce qui se pratique aux Indes contre la morsure des serpents; voyant d'autre part dans quelle sécurité l'asepsie a placée la chirurgie; voyant ce que les méthodes de désinfection font en matière de toutes pandémies, comme en matière de peste et de choléra; voyant encore comment la médecine et la chimie nous garent des intoxications ou des falsifications alimentaires; apprenant comment les philanthropes trouvent moyen d'alléger les souffrances individuelles et familiales par les œuvres de prévoyance et d'assistance; voyant combien de toutes parts on s'ingénie à diminuer les maladies professionnelles, et comme à faire moins redoutables les accidents de travail; le public non insensible, pourvu qu'on l'intéresse ou qu'on l'émeuve, serait mis à même de comprendre non seulement la beauté de la science, mais encore toute sa bonté.

C'est en cela qu'il serait extraordinaire, alors que Paris possède tant de musées dans lesquels le public prend des leçons de toutes sortes, il n'eût pas d'expositions s'ouvrant à ses yeux pour leur parler des choses de la vie! N'est-il pas étonnant, qu'alors qu'on crée nombreux et merveilleux tant de musées de peinture, de sculpture, d'architecture, d'art rétrospectif, de céramique, d'arts décoratifs, de l'armée, de la marine, des colonies, des arts et métiers, d'histoire naturelle, de machines, d'horticulture, d'alimentation, d'automobiles, etc., etc., on ne pense pas à ouvrir un musée où l'homme apprendrait à « se tenir bien portant et point ne tomber malade ».

Dans ce musée « de la Santé », de « l'Hygiène sociale », ou mieux « DE LA VIE », des leçons de choses montreraient ce que doit être la vie de l'homme à chacune des étapes de son existence. La vie individuelle, la vie familiale et collective y figureraient telles qu'elles devraient être, telles qu'elles ne sont pas. L'hygiène du bébé, de l'enfant, de l'écolier, de l'apprenti, de l'ouvrier, du soldat y seraient démontrées avec leurs exigences de propreté, de salubrité, de sobriété : l'hy-

— *nihil est in intellectu quod prius non fuerit in sensu* — a pu de ses yeux voir, de ses yeux retenir : ce qu'est la tuberculose; ses méfaits; les raisons préparantes et vraies de sa contamination; les causes de sa dissémination; les moyens de défense et de cure offerts aux individus, aux familles et aux collectivités; moyens de défense et de cure représentés par tout l'ensemble des Œuvres, des Institutions, des Fondations et des Ligues groupées en une *Fédération antituberculeuse*, sous la présidence du professeur P. Brouardel. Toutes ces œuvres se sont multipliées, complexes et variées, pour s'adapter chacune aux mille besoins de la lutte antituberculeuse : elles s'unissent, s'entr'aident et s'enchaînent dans la réalisation d'une rude tâche, qui commence à la prévention et qui finit à la cure de la tuberculose. On trouvera toutes ces Œuvres cataloguées et situées dans les *Cartes de l'armement antituberculeux français* que, avec le Dr Sersiron, nous avons dressées pour les années 1902 et 1905.

C'est pour que la *leçon de choses* fût complète, imposante, que le Comité, chargé depuis 1902 de préparer le Congrès international de Paris, avait décidé de lui donner, avec le plus vif éclat, avec le plus d'ampleur possible, son double caractère scientifique et social. C'est pour créer un violent mouvement d'opinion en faveur de la lutte antituberculeuse, que, forts du haut patronage de M. le président de la République, forts de l'appui de M. le Président du Conseil, des Membres du gouvernement et des Chambres, nous avions tenu à faire grand en matière de Congrès destiné, comme on sait, plus encore à agiter qu'à résoudre les questions de Tuberculose.

Nous jugions que le Grand Palais, pour habitué qu'il fût aux Expositions internationales des Beaux-Arts, n'était ni trop vaste, ni trop noble pour abriter un Congrès, un Musée et une Exposition de la Tuberculose.

C'était, croyions-nous, faire œuvre pie d'éducation internationale que d'amener trente-trois pays adhérents à entendre un chef d'État ouvrir les grandes assises de la Tuberculose par un discours dans lequel le Président

giène familiale, l'hygiène scolaire, l'hygiène industrielle, l'hygiène alimentaire auraient chacune leur salle, comme dans un musée de peinture bien organisé sont chronologiquement groupés les Maîtres du xvie, du xviie et du xviiie siècle.

Dans ce musée « de la Vie » ce n'est pas seulement l'éducation physique qui trouverait son compte, ce serait encore des leçons de morale que nous donnerions. Le public y apprendrait *de visu* les lois biologiques qui veulent que tous, dans la nature, gens, animaux et plantes, nous soyions solidaires des manquements faits à l'Hygiène. La santé de tous, la nôtre comme celle des animaux, étant régie par les mêmes règles, l'homme apprendrait la solidarité; voyant, de ses yeux, qu'il a droit seulement à la santé que lui méritent les soins qu'il prend de lui, de ses compagnons comme de ses familiers.

Le public saurait encore et enfin — ce qu'on lui laisse trop ignorer ou ce qu'on lui apprend assez mal pour qu'il ne le comprenne guère — tout ce que les savants, les moralistes et les philanthropes mettent, par leurs recherches du vrai, du beau et du bien, au service de l'humanité dont ils veulent le sort meilleur. C'est en cela, comme nous le disions plus haut, que le public, visitant le *Musée de la Vie*, y voyant comment, de toutes parts, on travaille à la conservation et à l'amélioration de l'homme, serait bien placé pour comprendre tout ce qu'il y a dans la Science de splendeur, de fécondité, de bienfaisance.

E. Loubet proclamerait devant tout le corps diplomatique assemblé, que, par humanité comme par politique, le premier devoir qui s'imposait aux gouvernements était la lutte contre la Maladie sociale.

Aussi, jusqu'à ce jour, jamais Congrès de la Tuberculose ne s'était trouvé magnifié par si grand apparat, ni pareil concours de peuple. Pourtant d'imposantes cérémonies avaient déjà préludé à des Congrès antituberculeux. En juillet 1899, nous avions vu le Congrès de Berlin s'ouvrir au Reichstag, sous le patronage de l'Impératrice-Reine, sous la présidence d'honneur du chancelier de l'Empire, sous la présidence du prince Ratibor et du professeur von Leyden. En avril 1900, sous l'égide de la Reine Marguerite, en présence du Roi et de la Reine d'Italie venus de Rome, en présence du prince et de la princesse de Naples, sous la présidence du professeur Baccelli, ministre de l'Instruction publique, nous avions vu s'ouvrir au grand théâtre San Carlo le Congrès de Naples.

Pour solennelles que fussent déjà ces Assises antituberculeuses, elles n'avaient point tout cet éclat que le Congrès de Paris empruntait aux adhésions venues de tous les pays et de tous les milieux. Jamais non plus pareil déploiement international n'avait été fait de travaux scientifiques comme d'œuvres de défense et d'assistance dirigées contre la Maladie sociale : ce déploiement était par lui-même si imposant, si instructif, qu'on a dit avec justesse que le travail du Congrès s'était fait autant hors les salles, dans le Musée et à travers toute l'Exposition, que dans l'enceinte des sections.

IV

La leçon d'éducation internationale antituberculeuse qui vient de se donner au Grand Palais était nécessaire si l'on voulait, une bonne fois, prouver au public que les pandémies étant fonction des conditions économiques de l'individu, l'atténuation, la cure et l'extinction des pandémies se trouvent justiciables de moyens sociaux dont, pour le cas particulier du mal tuberculeux, exposition complète était faite dans la *section sociale* du Congrès.

Tout homme qui a passé par le Grand Palais ne pourra désormais désapprendre l'importance primordiale de la thérapeutique sociale. Il a vu, il sait, il dira que la tuberculose, comme toute autre maladie évitable (la dégénérescence, la syphilis, l'ankylostomasie, l'alcoolisme, le paludisme, etc.) sera vaincue le jour où :

par l'éducation hygiénique reçue;

par les mœurs familiales et publiques préparant la matière des lois sanitaires;

par les principes de solidarité inculqués;

nous aurons, avec l'instinct du mal à éviter, la conscience des devoirs à pratiquer.

C'est pour cela que nous ne cessions de répéter [1], que, dans la lutte antitu-

1. *Leçons de la Faculté*, 1894-1895.

berculeuse, le premier des moyens sociaux est l'éducation : premier, en date comme en importance, puisque, prenant l'enfant aux impressions naissantes des sens et de l'esprit, il crée chez l'enfant l'instinct et les habitudes hygiéniques.

Voilà pourquoi, depuis de longues années, nous réclamions l'éducation hygiénique générale, comme l'éducation antituberculeuse données à l'école, à tous les maîtres et à tous les élèves de l'enseignement public : primaire, ménager, professionnel, spécial, supérieur; données aux garçons comme aux filles, — surtout aux filles, aurions-nous dit si, ce qui n'est pas, il avait fallu faire la part inégale entre les sexes — sachant par Jules Simon, que « chaque fois que l'on instruit une femme, c'est une petite école que l'on fonde ».

Le second des moyens sociaux (la plupart des maladies évitables étant faites d'ignorance, d'imprévoyance et d'égoïsme), est l'enseignement dans toutes les écoles de l'*Idée de Solidarité*, dont M. Léon Bourgeois établissait dans un livre [1] et défendait au *Congrès international d'éducation sociale*, la doctrine scientifique et pratique.

Il faut inculquer, dès l'enfance, le sentiment de responsabilité morale et matérielle établie entre tous les individus d'une même famille, d'une même corporation, d'une même cité. Il faut que chacun connaisse les liens de solidarité qui, dans la bonne comme dans la mauvaise fortune, dans les risques de maladies comme dans les garanties de santé, unissent : propriétaires et locataires, patrons et ouvriers, officiers et soldats, professeurs et écoliers, parents et enfants, maîtres et serviteurs. C'est encore en vertu de l'idée de solidarité : que, individus, nous prendrons conscience des devoirs que nous avons envers les Mutualités, et celles-ci envers leurs compagnons ; que nous connaîtrons nos devoirs envers nous-même et vis-à-vis de la société; que nous apprendrons à conserver et à augmenter notre vitalité, qui n'est pas seulement notre chose personnelle, mais aussi bien une propriété communautaire.

C'est pour cela que les hygiénistes, les moralistes, les économistes, les philanthropes, les administrateurs, les législateurs, les prévoyants, et au premier rang les médecins — dont l'esprit forcément encyclopédiste, participe de l'esprit des spécialistes — s'ingénient à donner à toutes leurs Fondations, à toutes leurs Œuvres de *Défense morale et physique*, un côté éducateur qui vivifie : les ligues d'assistance, les œuvres de puériculture, les œuvres maternelles, les Gouttes de lait, les œuvres de préservation de l'enfance, les œuvres scolaires, les œuvres de préventoriums, d'aériums et de sanatoriums; les sociétés de logements salubres et économiques, les œuvres d'hygiène alimentaire, les sociétés de prêts, les mutualités, les caisses d'épargne et d'assurances, les ligues antivénériennes, les ligues antialcooliques, les ligues antituberculeuses, etc., fondations, pour la plupart, groupées aujourd'hui en une manière de fédération sanitaire, l'*Alliance d'hygiène sociale*, sous la présidence de M. Casimir-Périer.

1. *Solidarité*. A. Colin, éditeur. — *Congrès international de Paris*, 1900.

Les autres moyens sociaux de prophylaxie sont : les mesures légales et administratives, les mesures de police, les règlements d'hygiène scolaire, industrielle, alimentaire, etc., chargés de garantir les collectivités et les individus.

Pour puissant que soit tout cet arsenal dans lequel, pour la défense de la santé, puisent les nations civilisées, le sens et le nombre des vœux présentés par chacune des quatre sections du Congrès international de la tuberculose affirment la nécessité, en tous pays, de renforcer, de compléter les moyens anciens de protection, et d'en créer de nouveaux.

V

Si les œuvres, les institutions d'assistance ou de prévoyance; si les mesures légales et administratives, que nous venons de citer, constituent vraiment les *remèdes* employés par la médecine sociale, on demeurera convaincu de la véracité de notre affirmation, quand nous disions que la Médecine — pour une part au moins — devenant communautaire, procède à coups de préoccupations et de thérapeutiques différant des indications et des remèdes saisis et prescrits aux diverses catégories de nos malades de la clientèle privée et hospitalière.

Ces deux Médecines, la Médecine communautaire, faite toute de Prophylaxie; la Médecine particulariste, faite d'Hygiène thérapeutique, de Diététique et de Pharmaceutique, ne se distinguent pas seulement dans le moment, dans les raisons comme dans les manières qui les font agir. Elles se distinguent par le but poursuivi : prévenir, empêcher, tel est le rôle de la Médecine communautaire [1]; soulager, guérir, telle est la devise de la Méde-

1. A propos de la médecine *communautaire* (qualificatif autrement nouveau que la chose), servie, depuis toujours, par tant de praticiens habitués à donner sans compter, nous répéterons aujourd'hui encore [1] que la médecine communautaire en prend trop à son aise avec les médecins, faute par ceux-ci, comprenant mieux leurs intérêts, de défendre leur situation matérielle. « Sous prétexte que la médecine est de toutes les carrières la plus *sociale* et, de toutes les sciences appliquées, celle qui sert le plus la chose publique; sous prétexte que la médecine est parmi les professions libérales celle dont le public attend le plus de services; n'abuse-t-on pas de tous ceux qui pratiquent notre art? N'hésitons pas à réclamer contre cet abus par lequel, en tous pays, on demande aux médecins, charitables et corvéables à merci, de donner le meilleur d'eux-mêmes pour le soulagement des communes misères. Ils ont bien raison ceux d'entre nous qui dénoncent l'exploitation que les médecins subissent de la part de l'État, des Administrations, des Départements, des Communes, des Syndicats, des Compagnies, des Associations et des Coopératives.

« La société moderne, qui par tant d'Œuvres de solidarité, d'assistance et de mutualité (dans lesquelles les médecins sont toujours plus à la peine qu'à l'honneur) s'efforce de travailler au progrès moral et matériel de tous, n'a pas l'air de s'apercevoir, que s'il est une profession dans laquelle les intéressés passent leur vie à sacrifier leurs choses privées à la chose publique, c'est la profession médicale. Est-ce que propagateurs d'hygiène; est-ce que prêchant la croisade

1. Voir L. Landouzy, Discours au premier Congrès international de la Presse médicale, juillet 1900. — *Notes d'un Voyage médical en Danemark*, 1904, page 13.

cine particulariste. C'est pourquoi certains confrères disent volontiers la première *contrariante* de leurs intérêts professionnels : les progrès et la pénétration de l'Hygiène menaçant, pensent-ils, la carrière médicale de se voir bientôt sans objet. Plus d'un prophète de malheur voit sous des couleurs sombres la vie réservée aux praticiens, le jour où la Médecine aura su codifier la Prophylaxie, mettre les mœurs comme les lois au service de l'Hygiène; le jour où, l'atténuation des virus-vaccins aidant, la science éteindrait les maladies que nous n'aurions pas encore réussi à faire évitables?

C'est cela qui nous faisait dire, il y a plus de dix ans déjà, que science et pratique médicales étaient à un tournant de leur histoire. Il est clair que les choses vont aujourd'hui autrement qu'elles n'allaient hier; il est certain, qu'en maintes occurrences, nous avons à régler nos pas sur d'autres allures, et que la profession marche vers des orientations nouvelles. Il se fait, toujours grâce aux progrès de la Médecine et à l'apostolat des médecins, une évolution dans le métier[1], quoique, pourtant, il ne faille pas, à notre sens, chercher là les causes vraies de la crise médicale. Certes, les fils pratiquent une autre Médecine que celle de leurs pères; ils se font, et devront de plus en plus se faire, praticiens en hygiène privée et publique; *curateurs à la santé* des individus et des familles, assurant ceux-ci et celles-là contre les maladies, plutôt que leur apportant guérison.

Pourtant, il faudrait être un esprit à courte vue pour imaginer que, sous prétexte que le rôle du praticien devienne autre, il doive s'effacer. Loin de rester sans objet, la profession, dirions-nous, menace d'être plus délicate et plus difficile.

Moins absorbé par l'assistance à donner aux malades, le médecin devra se consacrer à une entreprise à peine commencée, celle d'augmenter la vitalité de l'individu et de l'espèce. Est-ce que d'immenses domaines, exploités d'hier seulement, ne s'offrent pas à l'activité du médecin devenu plus éducateur que guérisseur : puériculture, élevage, hominiculture, hygiène familiale, hygiène scolaire psychique et physique; n'est-ce rien que d'enseigner, de pratiquer tout cela? N'avons-nous point à apprendre aux générations nouvelles : à se prémunir contre les surmenages de toutes sortes; à s'instruire dans une science et dans un art, aujourd'hui en désuétude, l'art de l'alimentation : l'homme étant, quoi qu'on dise, celui de tous les animaux qui se sert le moins de son instinct pour se bien nourrir; celui qui commet le plus d'erreurs de régime; celui qui sait le moins ne pas mal manger, ni ne pas trop boire et pas trop manger?

antialcoolique, antivénérienne et antituberculeuse, les praticiens ne militent pas déjà contre leurs intérêts de métier?

« Cela étant, les médecins, dont la profession devient moins rémunératrice, les malades se faisant plus rares, n'en continuent pas moins, en France, à être les plus patentés, comme si les répartiteurs d'impôts nous taxaient plutôt d'après les sacrifices consentis que d'après les bénéfices de clientèle escomptée.

« En conscience, les médecins ne devraient-ils pas avoir en tous pays, vis-à-vis du fisc, une situation professionnelle, non certes privilégiée, mais équitable, une situation conforme à la somme des services rendus? »

1. Discours de séance de rentrée de l'École de médecine de Reims, 1896.

Nous la prévoyons rude la tâche du médecin-éducateur : instruisant en hygiène alimentaire les prolétaires afin qu'ils sachent conserver leur santé, entretenir leurs forces, et avec moins de dépenses assurer la plus-value de leur travail; prémunissant les « heureux de ce monde » contre les erreurs de régime, grandes pourvoyeuses de maladies, d'infirmités, d'usure, comme en témoignent les progrès de l'alcoolisme dans la classe bourgeoise, trop persuadée encore que se tenir en garde contre l'ébriété, est manière de s'assurer contre les intoxications éthyliques.

Nous la trouvons encore fort épineuse la tâche du médecin-éducateur : soustrayant ses clients aux contagions nerveuses, qui causent tant de désunions dans les familles, conduisent à l'abâtardissement de la race. Quel plus beau rôle, mais combien difficile, que celui du praticien faisant comprendre comment les visées de sélection devraient seules présider aux mariages; persuadant tout un chacun, qu'à bien prendre les choses, force, intelligence et santé ne sont point affaire de hasard, l'homme se tuant plus souvent qu'il ne meurt; démontrant, apôtre de solidarité, que tous, tant que nous sommes, individus, familles (aussi bien du reste que les cités et les nations), nous avons, d'ordinaire, la santé et la prospérité que nous méritons par nous-mêmes, par nos parents, par nos édiles, par nos mœurs, par nos lois économiques.

VI

Si telle est, pour demain, la haute magistrature de santé que le médecin devra exercer, imagine-t-on notre profession rester sans objet; n'aperçoit-on pas ce que chacun gagnerait à ce qu'on fit de nous, d'abord, des curateurs à la santé; ensuite des guérisseurs? Est-ce que, si dans les familles, un médecin était préposé à l'organisation des santés, est-ce que toutes nos entreprises ne seraient pas, pour les parents comme pour les enfants, autant de prélevé sur les maladies; autant de soustrait aux interventions tardives et aléatoires du thérapeute?

Au reste, il fut un temps, nous l'avons rappelé ailleurs[1], où florissait aux foyers domestiques la médecine préventive. C'était le temps où une famille s'attachant un médecin, qui, comprenant combien sa tâche était tutélaire, se pénétrait des tenants et des aboutissants de la famille, de ses mœurs, de ses habitudes; enquêtait sur les hérédités; s'enquérait des constitutions et des tempéraments; se souciait fort des antécédents, des affinités autant que des immunités familiales; surprenait l'éveil des tempéraments chez les enfants, dépistant leurs tendances morbides comme leurs hérédités locales; aiguillait l'hygiène générale, établissait pour chacun la Diététique.

Le médecin de famille, sagace, dévoué à sa tâche, n'ignorant rien ni des qualités ni des défauts inhérents aux *terrains* dont il avait la garde, pouvait, à bon escient, s'appliquer dans l'art de la puériculture. Pour cela, il

1. Leçons sur la Médecine au temps présent : médecin de famille, spécialistes, consultants (Cours de Thérapeutique de la Faculté, 1894), in *Les Sérothérapies*, p. 372 et suiv., chez Naud, Masson et Cie.

n'avait qu'à lire dans le dossier de la famille et feuilleter aussi bien les chapitres anciennement composés par l'ascendance, que les chapitres nouvellement écrits par la descendance. Le médecin de famille avait qualité : pour veiller sur le foyer qu'il prémunissait contre maintes promiscuités familiales ou domestiques; pour régler l'élevage des bébés autant que celui des adolescents; pour ordonnancer l'hygiène physique et psychique spécialement nécessaire à chacun des enfants; pour orienter les adultes aussi bien dans le choix d'une carrière que dans le choix d'une union, et cela à fins de plus-value dans le bonheur des individus. Jamais occasions, croyons-nous, ne furent plus propices à ce que les praticiens renaissent à ce type du médecin-conseil des familles, qui pour une infinité de raisons, trop longues à énumérer ici, est en train de se perdre.

VII

Encore ces tâches professionnelles, pour nombreuses qu'elles apparaissent, ne sont pas les seules auxquelles trouvera à s'employer le médecin conscient de toute sa responsabilité. Il est une tâche délicate entre toutes, une tâche de haute morale sanitaire à laquelle le praticien ne saurait plus se soustraire. Celle des *vérités utiles* que, avec tact, avec mesure, avec prudence, il devra dire à ses clients. C'est que, aujourd'hui, nous considérant comme investi d'une véritable magistrature de santé, nous professons que si les malades ont des droits ils ont aussi des devoirs, et que ces devoirs, c'est à nous qui les savons, de les faire connaître à ceux qui les ignorent.

C'est en ce sens, pour en revenir aux tuberculeux, que nous leur devons cette part de vérités utiles que nous leur cachions autrefois, alors que nous croyions la tuberculose moins guérissable; alors que nous n'étions pas en mesure de la proclamer hardiment contagieuse, transmissible, *évitable*. Toutes les vérités qu'on taisait alors, pour ne pas jeter les malades dans le découragement et la désespérance, il ne faut plus que nous les taisions aux bacillaires d'aujourd'hui, puisque la connaissance de ces vérités leur sert : à travailler à leur propre guérison; à la sauvegarde de leur famille; à faire plus rares les dystrophies héréditaires paratuberculeuses, aboutissants et recommencement de phtisie.

Non seulement nous devons à nos clients une éducation antituberculeuse visant leurs intérêts propres, mais visant les intérêts communautaires. Le malade doit apprendre tout ce qu'il pourrait, par exemple, y avoir de pernicieux pour ses voies digestives à déglutir ses crachats au lieu de les expectorer; il doit encore apprendre à ne jamais expectorer ailleurs que dans un crachoir. Il ne faut pas que l'incurie du malade, ou de son entourage, permette que des matières purulentes, par dessèchement sur le sol, sur le mouchoir, dans des serviettes ou sur les draps, devenues matières pulvérulentes bacillifères, aillent, au hasard, essaimer la contagion tuberculeuse. Trop de précautions en ce sens ne sauraient être prises, si chacun d'entre nous entend faire moins fréquentes tant de tuberculoses professionnelles[1] *évitables* par l'habitude prise pour tout catarrheux de se servir de crachoirs individuels ou de crachoirs collectifs.

D'autres vérités utiles que le médecin-éducateur doit encore aux malades, visent *les avariés*, les maladies vénériennes nous paraissant relever de la police et de la morale sanitaires autant que de la prophylaxie morale. Faire connaître aux avariés leurs devoirs, c'est pour le praticien penser à nos filles... *quand elles auront vingt ans*; c'est faire rares d'irréparables malheurs; c'est faire moindres les risques de toutes sortes que nous savons; c'est diminuer les chances de dystrophies, de dégénérescence qui désolent les familles et abîment la race. C'est en cela encore, que le médecin pourra beaucoup, comme éducateur, comme préservateur, autant, si ce n'est plus, que comme guérisseur. N'est-ce pas, pour le praticien, faire œuvre pie que d'informer les avariés de toute cette part de vérités utiles, par lesquelles ils prendront conscience des responsabilités qu'ils encourent vis-à-vis d'eux-mêmes, vis-à-vis de leur nouvelle famille, comme vis-à-vis de la société.

N'avons-nous donc pas raison quand nous proclamons que jamais la tâche du médecin n'apparut à la fois si délicate, comme son rôle aussi tutélaire. Jamais les temps ne se montrèrent autant que les temps présents plus favorables à ce que, sans cesser d'être guérisseur, le médecin dans les familles, aussi bien que dans la société, ne s'offrît comme *curateur à la santé*. Jamais les temps ne furent plus propices à notre mission de prophylacticiens, puisque aujourd'hui l'esprit des hommes les moins clairvoyants semble vraiment s'éveiller aux préoccupations d'Hygiène.

C'est que les individus, les peuples, les gouvernements sont logés à bonne enseigne pour commencer à s'apercevoir que la politique la meilleure étant celle des intérêts moraux et matériels des particuliers, comme des collectivités, il n'y a guère de politique ni plus opportune, ni plus urgente que la politique sanitaire. Et, ces idées de haute moralité, contesterait-on par hasard qu'il nous en faille être reconnaissants à la Médecine? N'est-ce pas elle qui a fait nos doctrines et nos pratiques de Prophylaxie moderne ce qu'elles sont? N'est-ce pas la Médecine, qui par l'étude pénétrante et la connaissance affinée de toutes les causes, prédisposantes, préparantes, occasionnelles et efficientes des maladies, nous a mis bien en mains l'armement défensif et offensif que nous entendons déployer contre les maladies sociales?

Ne sont-ce pas — pour en revenir toujours à la tuberculose — les conséquences pratiques des découvertes de Villemin, touchant la virulence, la spécificité, l'inoculabilité, la transmissibilité de la phtisie, qui en ont révolutionné la prophylaxie? En proclamant « l'inoculation du tubercule ne pas agir par la matière visible et palpable dont est fait le tubercule de Laennec, mais en vertu d'un agent plus subtil, s'y trouvant contenu et échappant à nos sens », non seulement Villemin, en 1868, préparait les voies à Robert Koch qui, en cherchant « *l'agent plus subtil* », trouvait en 1882 le bacille;

1. Se reporter à nos Études sur les tuberculoses professionnelles : infirmiers des hôpitaux; sous-agents et agents des Postes et Télégraphes; gardiens de la paix; blanchisseurs; in *Bulletin de l'Académie de Médecine, 1898.* — *Congrès international de la Tuberculose*, 8 octobre 1905.

mais encore, Villemin datait l'avènement de la prophylaxie sociale de la phtisie.

C'est pourquoi, hier, au Grand Palais, justice voulait que Villemin fût à l'honneur, et que sa statue évoquée du pays vosgien, comme son buste apporté de la cour d'honneur de l'École du Val-de-Grâce, rappelassent aux visiteurs venus des deux mondes au Congrès, « que, nul n'ayant le droit de l'ignorer, les bienfaits conférés à l'Humanité par les mesures protectrices contre le plus meurtrier des fléaux, sont les fruits directs, à multiplication infinie, des découvertes de Villemin [1] ».

C'est qu'en effet, notre hygiène préventive, applicable encore à bien d'autres pandémies qu'à *la maladie sociale*, est fille légitime du chercheur de génie que fut Villemin, le plus grand nom, avec celui de Laennec, qu'ait enregistré la Médecine française au siècle de Pasteur.

Cette Hygiène préventive, glorieuse conquête de la Clinique éprouvée aux contacts de la Pathologie expérimentale, ne porte-t-elle pas, par l'immensité et l'universalité des services rendus, comme des espérances permises; ne porte-t-elle pas, disons-nous, aux gens qui n'ont d'yeux et de louanges que pour les audaces heureuses de la Chirurgie, témoignage des merveilleux progrès de la Médecine? Nous contredirait-on si nous proclamions la Prophylaxie le fruit le plus savoureux que les sciences médicales, par d'énormes labeurs, aient su amener presque à maturité? Disant ainsi, par métaphore, nous ne faisons que nous souvenir de l'auteur du *Discours sur la Méthode*. Ne comparait-il pas la science universelle à un arbre [2] dont la Métaphysique est le tronc; dont les trois grandes ramifications, sont la Mécanique, la Médecine et la Morale, « où s'épanouissent enfin tous les fruits qu'il est donné à l'homme de cueillir ».

Si, en terminant ces rapides APERÇUS DE MÉDECINE SOCIALE, nous évoquons, aujourd'hui encore [3], les pensées du puissant *désharmonique* que fut Descartes, c'est que, à notre jugement, personne comme lui, n'a compris et prophétisé le rôle social de la Médecine, alors qu'il écrivait : « Principalement aussi, pour la conservation de la santé, laquelle est sans doute le premier bien et le fondement de tous les autres biens de cette vie, s'il est possible de trouver quelque moyen qui rende communément les hommes plus sages et plus habiles qu'ils n'ont été jusqu'ici, je crois que c'est dans la Médecine qu'on doit le chercher. »

1. Éloge de J.-A. Villemin, prononcé à l'Académie de médecine, séance du 13 décembre 1904, par S. Jaccoud, secrétaire perpétuel.
2. *Les grands écrivains français, Descartes*, par Alf. Fouillée, 1893.
3. Séance de rentrée de l'École de médecine de Reims, novembre 1896. — Leçon de la Clinique Laennec, 1902, *Presse médicale*, février 1902.

Coulommiers. Imp. PAUL BRODARD.

www.ingramcontent.com/pod-product-compliance
Ingram Content Group UK Ltd.
Pitfield, Milton Keynes, MK11 3LW, UK
UKHW022144260726
13993UKWH00005B/2153

9 782329 334974